I0408467

PERDA DE GORDURA BARRIGA EXTREMA

HORA DE QUEIMAR TODAS AS GORDURAS EM SEU CORPO
DENTRO DE UM FLASH DE TEMPO

Autor por

Dr. Mike Drew

Copyright 2016

DESCRIÇÃO DO LIVRO

É a gordura da barriga o seu principal problema? Você agora precisa se preocupar não mais, porque este livro irá fornecer-lhe com tudo recomendadas técnicas e orientações com base em práticas comprovadas através de anos de pesquisas sobre barriga de queima de gordura.

Este é um dos problemas mais comuns que enfrentam nossas vidas todos os dias. Uma das verdades básicas sobre nosso corpo é que é extremamente flexível em sua forma natural e a melhor maneira de perder gordura da barriga rápido é através de trabalho duro de forma impecável e motivados em uma base regular.

O ponto principal deste livro é ensinar os princípios da espinha dorsal muito de nutrição, exercícios físicos, ter boa noite de sono, beber bastante água, mantendo a sua barriga e outras maneiras melhores para ajudá-lo a se livrar dessas gorduras em seu corpo. Além disso, as mulheres mais velhas com problema de gordura barriga não são deixadas para trás, todos os truques melhores e recomendados são em colaboraram neste livro cheio de sabedoria. EXCESSO de gordura em nosso corpo pode levar a muitas complicações do corpo e eventualmente causar a morte. Este livro efetivamente ajudará pelo uso de técnicas simples que irão levá-lo na direção certa para atingir os seus objetivos. Com tempo e prática, estas técnicas irão atendê-lo em toda uma vida de manutenção de um peso saudável e nível de condicionamento físico.

Este livro também leva-o através do tipo de refeições com gorduras boas e más. Embora, as gorduras principalmente são consideradas insalubres, existem aquelas gorduras que são bons para a nossa saúde.

TABELA DE CONTEÚDOS

INTRODUÇÃO

Principalmente, devido a nossa maneira de viver, a gordura da barriga tem sendo um problema comum para homens e mulheres. Isso tem que ser um problema durante um longo período de tempo, e realmente temos lutado rectificar esta situação. Se é para parecer melhor ou ser mais saudável, que o fato é, homens e mulheres às vezes lutam para perder peso. Este, por sua vez, leva à frustração e eventualmente voltar à velha maneira de fazer as coisas.

Neste livro vou tentar abordar alguns dos dilemas mais comuns que você pode ter vindo do outro lado, quando perder gordura da barriga e como você pode superá-los. Vamos rever alguns dos mais populares regimes exercício lá fora hoje e vamos também rever alguns dos equívocos mais comuns dieta que, finalmente, levaram alguns homens e mulheres ao fracasso.

Se em algum momento você se sente desconfortável ou preocupado com qualquer um dos conselhos encontrados neste livro; por favor, verifique com seu médico primeiro. Este livro é apenas para ser tomado como um muito simplificado-guia para aumento fitness com o objectivo de melhorar a sua saúde global a longo prazo e perda de gordura da barriga.

Além disso, tenha em mente que o poder de perder gordura da barriga é em última análise, dentro de você. Enquanto você manter um regime de exercício e assistir o que você come, eu garanto que você vai ter sucesso em sua jornada e como com milhões de outras pessoas, você vai colher os benefícios excelentes de melhoria da saúde e fitness

A intenção deste livro não é só para te ensinar o que para ficar longe quando se trata de seus objetivos de perda de gordura, mas também para explicar como ir eficientemente e com sucesso sobre como alcançar sua barriga gorda plano de metas de forma segura e duradoura.

CAPÍTULO 1

TAXA DE COMPREENSÃO BARRIGA E METABOLISMO

O QUE É BARRIGA GORDA

A gordura da barriga é categorizada em duas formas:

Gordura da barriga visceral – este tipo de gordura está localizada no interior da cavidade abdominal, o que significa que é muito mais profundo na pele e encontrada entre os órgãos internos.

A gordura da barriga subcutâneo – este tipo de gordura encontra-se entre a pele e os músculos abdominais.

Gordura subcutânea e visceral barriga dá sua barriga um olhar mau e aparência atraente definitivamente. Desde que a gordura da barriga visceral encontra-se mais profunda entre os órgãos internos, altamente colocou sua saúde em risco. Além disso, este tipo de gordura contribui também muitas doenças que podem levar à morte.

SEI QUE SUA TAXA DE METABOLISMO

Saber sua taxa de metabolismo é o fator-chave para reduzir a sua gordura da barriga.

O metabolismo é o processo que o corpo usa para converter alimentos em energia. Sem essa energia o nosso corpo não pode funcionar da maneira correta. A energia é sob a forma de calorias. Cada função corporal depende de metabolismo em algum grau.

Metabolismo inclui as alterações físicas e químicas que ocorrem dentro das células do corpo. Atividades no organismo ocorre através do processo de metabolismo e células quebrar produtos químicos e nutrientes para gerar energia. Metabolismo eficiente requer nutrientes, glicose e sangue oxigenado. As enzimas são as moléculas que se providencie o metabolismo, e os nutrientes são as vitaminas e minerais que atuam como coenzimas essenciais. Deficiência em nutrientes causa falha em determinadas funções metabólicas que surgem sintomas de doenças.

Diferentes fatores que influenciam a sua taxa metabólica:

1) Idade - após a idade de trinta, metabolismo tende a desacelerar.

2) Gênero – mulheres tendem a queimar calorias mais lentas do que os homens.

3) Massa muscular - quanto mais músculo você tiver, maior sua taxa metabólica.

4) Nível de atividade - quanto mais você está ativo quanto maior sua taxa metabólica.

5) Genes - lá podem ser um aspecto herdado; algumas pessoas tendem a ter mais rápido o ritmo metabólico do que outros.

Se você come uma dieta equilibrada e saudável e lotes do exercício e manter seu corpo em sua melhor forma de execução, seu metabolismo vai queimar calorias rapidamente. Uma vasta gama de tópicos de ajuda na maximização da sua saúde geral, nutrir seu corpo e o exercício, que ajuda seu corpo funcionando em sua capacidade máxima e impulsionar o seu metabolismo.

Como você começa a sua viagem através deste livro e muitos temas importantes que o levarão a uma melhor compreensão de como efetivamente perder e tira a gordura da barriga em excesso, existem algumas considerações metabólicas importantes que precisam ser entendidos e aceitos em ordem para você aplicar melhor as informações que estão cobertas. Todos nós temos características diferentes como indivíduos que herdamos de nossos pais. A cor dos nossos olhos, nossa altura, o som de nossas vozes e muitas outras características fazem parte da mistura de traços que cada um de nós carrega com a gente como nós vivemos nossas vidas. Estão incluídos nesta mistura de características que herdamos todas nossas tendências para ganhar peso gordo. Assim como a cor dos olhos, altura ou vozes podem ser muito diferentes uns dos outros, então também pode ser o metabolismo e características de gordura corporal que podemos herdar e carregamos ao longo da vida.

Como você avançar com o desenvolvimento de um plano para tomar o controle de seu nível de gordura da barriga, é importante que você aceite que não somos todos iguais quando se trata de nosso metabolismo. Também é importante que você entenda o que te faz único em termos de suas próprias características metabólicas. Quando se trata de perder gordura da barriga, é importante que você compreende o que compõe a taxa de metabolismo único que você tem sido tratado a fim de desenvolver um plano adequado para perda de gordura.

Você provavelmente já tem reconhecido se seu metabolismo é sobre o lado rápido ou lento, e se você têm lutado com excesso de peso certamente reparou que você tende a ganhar peso em certas áreas mais do que outros. Reconhecendo essas coisas sobre si mesmo, você provavelmente também reconheceram que os outros possuem tendências metabólicas e gordura corporal características que são diferentes do que o seu próprio. Enquanto é provável que você já fez estes tipos das percepções gerais sobre suas tendências para ganhar gordura na barriga, existem algumas influências metabólicas específicas que você deve considerar mais de perto a fim de melhor compreender as características metabólicas únicas que você carrega e o único caminho que você terá que tomar para ganhar o controle de sua gordura corporal.

Influências metabólicas tais como os genes que você herdou de seus pais, a única evolução metabólica que ocorreu enquanto você crescia em sua mãe e as escolhas de estilo de vida que você deixou até este ponto na sua vida todo mérito que alguns até à consideração antes de você começa a desenvolver os detalhes do seu plano de perda de gordura barriga. É importante que você entenda o papel que tais fatores podem desempenhar na determinação de tendências de uma pessoa para ganhar gordura corporal para que você pode começar a analisar como elas se aplicam especificamente a você. Isso permitirá que você a compreender melhor sua situação distinta e como melhor colocar juntos um plano para contabilizar qualquer metabólicos desafios que possam existir em seu corpo como você perseguir suas metas de perda de gordura da barriga.

Estes benefícios para a pessoa média podem significar uma postura melhorou bastante, que por sua vez irá aumentar a confiança e ajudá-lo a se sentir bem sobre si mesmo.

Trabalha a área abdominal todo apertarão acima da cintura visualmente fazendo parecer mais magro, mesmo se não é.

Com uma cintura mais apertada, você vai olhar melhor em vestuário; e também está muito bem fora de roupas também

Este livro centra-se em técnicas de gordura barriga rápido e truques que vão ajudar você livrar-se do excesso de gordura na barriga. Nestes dias as pessoas têm menos tempo para fazer as coisas que eles querem ou precisam fazer, e isso inclui manter em forma e saudável. Se você é dedicada e empenhada em reduzir o excesso de gordura na barriga fará sempre tempo para fazer exercício.

Seu corpo é uma colaboração de sistemas que trabalham juntos. Assim como com um carro ou outra máquina, a eficiência de cada sistema único ou parte depende dos outros. Por exemplo, se você tem um problema físico/médico pode afetar seu emocional estado e vice-versa. A fim de sentir o seu melhor todas as coisas devem trabalhar juntos em uma abordagem suave.

Nossos corpos estão continuamente renovar tecidos e células para substituir os mortos, moribundos ou mais fracas. Esta é uma parte do metabolismo chamado anabolismo. Esse termo refere-se à criação de novo. Outra parte do metabolismo é o catabolismo. Este termo refere-se a quebra de energia, a fim de fornecer o combustível que o organismo necessita para funcionar.

Quando você está exercendo a energia, como quando você se exercita, seu corpo exige mais oxigênio e, claro, energia adicional. Catabolismo automaticamente vai chutar e seu corpo vai começar a converter, ou quebrando as alimentos (calorias), em energia utilizável. Às vezes, dependendo da situação, seu corpo pode realmente começar a quebrar a gordura para ser usado como esta energia.

Em essência, metabolismo consiste em dois completamente oposto funções. Uma é a construção de ou a criação de células e a outra é a quebra para baixo ou a conversão de calorias em energia. Esta é a relação entre metabolismo e gerenciamento de gordura do corpo.

Seu corpo usa calorias da maneira que eles são necessários no momento que eles são consumidos. At vezes todo o seu corpo precisa de combustível para continuar. Dependendo do seu nível de atividade, você pode exigir mais ou menos calorias para funcionar eficientemente. Algumas pessoas têm taxas metabólicas mais elevadas do que outros. Fazer exercícios rotineiramente, que constrói os músculos e os músculos trabalham horas extras na queima de calorias para eles.

O ponto é que através do desenvolvimento de músculos você vai queimar calorias durante a atividade e sua taxa de metabolismo vai aumentar porque você tem músculos que precisam de alimento. Exercício aeróbico é ótimo para isso. Seu corpo irá gastar mais calorias sobre o processo de queima de calorias; quebrando-as para a energia necessária para exercer e criar células para os músculos, é definitivamente uma ótima maneira de gerir a sua taxa de metabolismo.

Pela compreensão que do metabolismo de maneira funciona, você podem mais facilmente encontrar maneiras de gerenciar e manipulá-lo. Este controle resulta em facilitar o gerenciamento do corpo gordo. Perder gordura da barriga pode agora tornar-se uma questão de gerenciamento de sua taxa de metabolismo juntamente com comer direito. Isto faz com que a gordura da barriga perder muito mais fácil e mais rápido.

CAPÍTULO 2

DESENVOLVER A MENTALIDADE CERTA PARA PERDA DE GORDURA

Alcançar todas as coisas boas na vida exige muito empenho e determinação, o mesmo se aplica para o plano de perda de gordura da barriga. Você precisa estar totalmente comprometida para alcançar o sucesso em suas metas de perda de gordura da barriga.

É importante primeiro conhecer a mentalidade certa para seguir então você pode dedicar-se totalmente a sua meta de perda de gordura de barriga que levará para o seu sucesso.

É preciso muita determinação e foco para fazer exercício e seguir um plano de dieta. Que pode parecer uma batalha contínua para centrar-se e ficar em forma.

É difícil de seguir qualquer plano de perda de gordura da barriga, porque todo dia você tem um monte de tentações rodopiando, que poderia levá-lo fora do curso. Você precisa se controlar do que poderiam ser difícil de ignorar os desejos de comida, e você tem que lidar com significativas alterações em sua rotina regular, para que você possa quebrar os hábitos que estão causando a acumular mais gordura.

Além disso, você também precisa gerenciar o stress da vida diária, bem como as demandas de seu trabalho, família e seus amigos. Você será oprimido, e você não tem uma escolha, mas ao fazer malabarismos estas coisas em sua vida para manter seu plano de perda de gordura da barriga e viver uma vida decente.

Perder gordura não é fácil. É por isso que a maioria das pessoas falham ou desistir de seu plano de perda de gordura da barriga. É fácil pensar que você está privando-se e parece que tudo funciona contra você. Portanto, é melhor encontrar a mentalidade certa, uma vez que você começa a sua jornada de perda de gordura barriga, assim você pode superar esses obstáculos e permanecer na trilha certa para perda de gordura de barriga.

O compromisso é um estado de espírito que você precisa para alcançar através de determinação, motivação, pensamento positivo e força de vontade.

1) Identificar suas razões - o primeiro passo é identificar suas razões por que você quer perder gordura da barriga. Isto irá ajudá-lo a encontrar a motivação e a força motriz que você precisa ficar comprometido e manter seus planos até que você obtenha os resultados que você deseja. Por que você quer perder gordura da barriga? Fazes isso por beleza ou para a saúde? Independentemente das razões, é fundamental identificá-las especificamente.

2) Seu alvo - o próximo passo é o de definir metas específicas que você pode definir seus alvos que você pode começar a trabalhar para a configuração. É ideal para ser específico quanto possível, então você sabe exatamente o que você deseja alcançar. Ao invés de dizer você quer perder gordura, você pode defini-lo mais como perdem 50 quilos de gordura em três meses. Ao estabelecer certas metas de perda de gordura, você pode ver seu progresso precisamente.

3) Fazer o seu plano - outro passo é fazer um plano sobre como você pode alcançá-los. Dê uma olhada na sua situação atual e especificar as alterações importantes e as etapas de ação, que você precisa tomar para alcançar seu objetivo.

Arme-se com as melhores estratégias para continuar com seu plano, tornando-o agradável e realista. Adaptar-se para si mesmo que pode ajudá-lo a perder barriga gorda e composta de exercícios que você pode desfrutar de um regime de fitness. Siga uma dieta composta de alimentos saudáveis.

Também é crucial que você preparar seu corpo e mente para as alterações que você experimentará. Você deve estar ciente de que furar a seu plano será necessário algum trabalho duro mentalmente e fisicamente. Você pode aumentar sua chance de se tornar bem sucedido com seu plano de perda de gordura da barriga, se você já sabe o volume de esforço que você precisa para exercer antes de realmente começar a viagem. Com isso, há baixa tendência para desistir, apesar das tentações, porque você está preparado.

Pensamento positivo também é fundamental em qualquer plano de perda de gordura da barriga. Muitas vezes é fácil perder a concentração e desistir, quando você está pensando em coisas negativas. Uma vez que você começar a duvidar de si mesmo e seu plano de perda de gordura da barriga, você será facilmente esmagada pela tarefa e então você pode desistir no meio da viagem.

Através do pensamento positivo, você ficará motivado e determinado. Irá desenvolver a mentalidade correta que você pode fazer qualquer coisa, uma vez que você colocar no esforço. Isto também irá fornecer-lhe a atitude positiva para alcançar seus objetivos para sua perda de gordura da barriga.

Finalmente, você precisa perceber que você merece um corpo saudável e sexy. Esta é talvez a etapa mais crucial na construção da mentalidade certa, que irá ajudá-lo a perder gordura da barriga. Você deve perceber que você merece ser feliz e saudável. Excesso de gordura no corpo pode levar a vários problemas de saúde e pode até mesmo levar à baixa auto-estima. Com a mentalidade certa, você vai perceber que você é capaz de alcançar o corpo que você quer e viver a vida que você quer.

Tenha em mente que a perda de gordura em torno de sua barriga é uma tarefa difícil. Há verdade no adágio, sem dor, sem ganho. Construir o corpo que você quer não vai acontecer durante a noite. Mas depois de desenvolver a mentalidade certa para perda de gordura barriga e mentalmente, prepare-se para a tarefa pela frente, então você está dois passos à frente do jogo.

Capítulo 3

ÁGUA

Água atua como um fator importante papel fundamental na nossa saúde. O corpo humano tem uma média de 68% de água e dependendo da parte do corpo ou tecido, os intervalos de conteúdo de água de 5% a 93%. No ambiente aquoso do corpo liberar em excesso e também produtos recicláveis e o sangue, bem como o sistema linfático leva a excreção através do trato renal, intestinal, pele e também os pulmões.

Minerais não são facilmente com regime alimentar normal que as pessoas consomem então eles optam por tomar água mineral. Abastecimento insuficiente de água no corpo pode criar destruição de rim, que isso ocorre porque o rim é responsável pela excreção de toxinas do corpo. Quando o corpo não possui água provoca sérios danos ao corpo e as toxinas se acumulam no conjuntivo músculo. Água é composta por uma combinação de dois íons H íon e íon OH que são quase iguais no corpo. Quando a água no corpo é em excesso o H + íons (ácido) ou equilíbrio de iões OH (alcalino) e evitar acidez no corpo

No entanto, água é o mais importante na perda de gordura barriga pelo qual quando metabolismo ocorrer reacções auxilia na excreção de produtos tóxicos do corpo porque o processo de excreção ocorre somente com uma ferramenta de transporte que é água e detergente sintético. Para o exato mesmo conceito se aplica também para a limpeza de todos os navios no corpo. Você deve consumir água pura não água mineral ou suco ou café para uma melhor reação do metabolismo e o corpo de saúde. Certifique-se de que você tomar a água não está contaminada com poluentes porque muitas pessoas vão para o sabor da água ao invés de sua pureza. Água é equiparada a vossa vida assim vista-o como um medicamento ou aquela bebida que você é obrigados a tomar cada dia consumindo pelo menos 4-5 copos de puro água diariamente

Para a remoção de toxinas e excretor nossos corpos precisam de água porque é o maior solvente orgânico. As pessoas perguntam, nós devemos consumi-lo quente ou fria? Água quente é mais saudável e mais eficaz. Tem uma muito maior força de limpeza ao contrário de água fria. O corpo gasta muita energia para trazer o corpo para voltar à temperatura normal. Água quente é a Ayurveda como desintoxicante, bem como um ativador do metabolismo. Água fria pode ser excretada após 6 horas. Enquanto a água morna é incorporada depois de apenas 1 1/2 horas.

Além disso, este outro ponto crucial em como a água ajuda quando se trata de perda de gordura da barriga. Durante o consumo de água fria, mais calorias são usadas para fazer a água fria esquentou. Este calorias que são armazenadas como um gorduras no corpo são queimaram, portanto, reduzindo gordura em excesso e indesejada em seu corpo.

Água é vital. Então, façam uma rotina consistentemente consumir água gaseificada. Depois de um tempo, você vai definitivamente também descobrir que a água é um remédio melhor. A água é livre de calorias, não é caras e fácil de acesso e por este motivo, você deve sempre assegurar que você tomar pelo menos 4-5 copos por dia.

CAPÍTULO 4

EXERCÍCIOS DE TREINO COMPROVADA

Um plano completo de rotina não envolveria apenas um exercício para abdominais inferiores. Sua dieta sempre terá um impacto em como você olha e sente. Se você trabalha, mas come alimentos pouco saudáveis e esquece os importantes nutrientes que seu corpo precisa de reduzir a gordura da barriga, você só está trabalhando sua maneira para a falha. É por isso que você precisa para viver de uma dieta de baixo teor de gordura, saudável.

Reduzir a insalubres carboidratos e gorduras de sua dieta; eliminá-los se você pode. Em vez disso, consuma cereais integrais, carnes magras, legumes e frutas. Ficar obcecada com o melhor programa para abdominais inferiores não vai adiantar se você não comer refeições saudáveis, muitas vezes.

É um facto que seguindo um baixo teor de gordura, dieta baixa em carboidratos sozinha não será suficiente. Você precisa realizar alguns exercícios para você aumentar o seu metabolismo.

MELHORES EXERCÍCIOS PARA UMA BARRIGA DE GORDURA LIVRE

Combinando diferentes tipos de exercícios, você pode direcionar sua barriga lisa e começar a trabalhar em direção a barriga gorda, que tenho sonhado.

(1) Núcleo tonificação

O núcleo de seu corpo é composto por conjuntos de músculos que incluem o adominus do reto, um músculo grande, fugindo da caixa torácica para a pelve; e os músculos oblíquos, situadas de ambos os lados.

(2) Prancha move

Poses de prancha colocaram o corpo em uma posição diferente do que flexões e são frequentemente mais difíceis também. Estes incluem exercícios como a prancha de lado que exigem a apoiar seu corpo inteiro usando apenas dois pontos de contato com o chão. Este exercício é simples de executar e ainda é desafiador o suficiente para pessoas de todos os níveis de aptidão. Aqui estão as diretrizes para efetivamente executar este exercício:

• Comece deitando-se de um lado, com o cotovelo posicionado diretamente sob seu ombro

• Coloque sua outra mão na anca e puxar os abdominais como você levanta seu quadril inferior do chão

• Pressionado pelo menos 30 segundos antes de voltar a descer

Depois que você terminar um conjunto de um lado, mudar de lado e repita. Se você achar que você não pode levantar-se, você pode modificar a posição, colocando a mão no chão à sua frente em vez de no seu quadril. Como você fica mais forte, você será capaz de manter a pose mais tempo sem apoio extra. Prancha poses são recomendados pois eles desafiam os músculos abdominais.

Juntamente com cardio, estes movimentos ajudam a fortalecer e emagrecer em seu núcleo, levando a um meio mais fino e um corpo mais saudável global.

(3) Cardio alvo tonificação

Alvo de cardio tonificação sozinho não é suficiente para revelar uma apertado barriga livre. É importante incorporar algum cardio em seus exercícios para derramar a gordura da barriga. Cardio também melhora a resistência, significando que você será capaz de passar por exercícios mais difícil conforme o tempo passa. Ambos os intervalos de alta intensidade e treinamento de resistência a um ritmo mais lento queimam calorias e ajudam a reduzir a gordura de corpo total. Polichinelo, alpinistas e joelhos elevados podem tudo ser feitos dentro de casa em todos os tipos de clima. Por mais tempo, menos intensa cardio, tente correr, nadar ou andar de bicicleta. Embora uma variedade de exercícios são necessários para fortalecer e tonificar o núcleo.

(4) O Crunch

A trituração é um excelente exercício para uma barriga livre de gordura. Não é difícil de fazer do que o Sit-Up regular, e ainda é tão eficaz no fortalecimento também seu abs. As formas e meios para realizar a trituração são por:

O cotovelo ao joelho Crunch

Este é um dos melhores exercícios para uma barriga lisa. Antes de você aprender como fazer esse exercício, saiba que você não deve executar-se você tem o menor problema nas costas ou problemas de pescoço.

Os meios para executar este exercício são:

•Lay nas suas costas e então traga os joelhos em direção ao seu peito.

•Put as mãos atrás da cabeça com os cotovelos estendidos para fora. Em seguida, levante a cabeça e ombros fora do chão. Não levante seu pescoço, mas o elevador com o abs.

Seguem passo é estender uma perna para fora como você torcer seu corpo para que seu cotovelo vem na direção do joelho oposto que é dobrado.

• Como você torce na direção oposta, puxando sua perna estendida em sua direção enquanto ao mesmo tempo estendendo a outra perna, que você deve inalar.

•Try para manter seu inferior volta pressionado contra o chão e mantenha os abdominais contraídos para que você fique equilibrada.

Abdominais de bicicleta

Abdominais de bicicleta são mais eficazes em que eles trabalham mais de um grupo de músculos ao mesmo tempo. Experimente este exercício por:

• Primeiro mentir sobre suas costas

• Coloque as mãos atrás da cabeça

•Bring os joelhos a um ângulo de 90 graus.

•Without puxando seu pescoço, torça seu corpo superior para a esquerda, trazendo o seu cotovelo direito para o joelho esquerdo.

•At ao mesmo tempo, estender a perna direita acima do solo. Volte ao centro e repita do outro lado, indo a um ritmo que seja confortável para você.

CAPÍTULO 6

VERIFICAÇÃO NA SUA DIETA

ALIMENTOS QUE SÃO BOAS PARA PERDER GORDURA DA BARRIGA

Aqui está uma lista de alguns dos melhores alimentos para ajudar o meio-fio que gordura da barriga e colocar você de volta nos trilhos. Lembre-se, siga o plano de dieta e certifique-se de seguir sua rotina de exercícios para obter ótimos resultados.

Tipos específicos de alimentos podem ajudá-lo a perder gordura, enquanto outros ajudam a estadia de gordura em seu corpo, especialmente em torno de sua barriga. Seguindo uma dieta composta por alimentos que são ricos em proteínas e fibras pode ajudá-lo a derramar mais gordura e manter um corpo magro.

COMIDA PARA LEVAR

1) Reduzir a ingestão de calorias

As mulheres podem aumentar sua atividade física diária, minimizar a sua ingestão de calorias ou usar uma combinação desses métodos para eliminar a gordura. Mais frequentemente do que não, definir um limite na sua ingestão calórica diária para não exceder a 500 calorias pode ajudar a eliminar um quilo de gordura toda semana. E quando você aumentar seu gasto de energia de 500 calorias por dia, pode ajudá-lo a livrar-se em cerca de dois quilos de gordura corporal por semana.

2) A importância da fibra na eliminação de gordura

Fibra ajuda o seu corpo para se sentir completo mesmo com poucas calorias, o que é benéfico para a perda de gordura. É ideal para incluir em sua dieta com vegetais não-amiláceos, incluindo brócolis, pimentas frescas, tomates, pepinos, aipo, couve-flor, cogumelos e outros folhas verdes. Também é recomendável incluir frutas com baixo teor calórico, tais como maçãs, melões e morangos. Também comem legumes, nozes e sementes que são ricas em proteínas e em fibras. Escolha os pães integrais, cereais, quinoa e arroz integral.

3) Aveia é muito rica em fibras, vitaminas e minerais e carboidratos complexos.

Você pode comer papas de aveia simples, sem açúcar de manhã. Para realçar o sabor, você pode adicionar frutas como banana, morango ou kiwi. Você também pode adicionar aveia para batidos de fruta para energia adicional e a controlar sua fome.

4) Aumentar a ingestão de proteínas

Escolha alimentos que são ricos em proteínas, que inclui produtos lácteos. Baseado em pesquisa, planos de dieta que são calorias restringida combinado com dieta de alta proteína e treinamento de resistência conduzir a perda de gordura mais comparada com um programa de dieta de baixa proteína. Não se esqueça de incluir carnes, ricos em proteínas como as aves de capoeira, claras de ovos e frutos do mar.

Carne vermelha como a carne de borrego são as melhores fontes de proteína. Mas escolher os cortes mais magros e se livrar da gordura visível. Além de proteína, a carne vermelha também é uma boa fonte de ferro, ácido fólico, ácidos graxos essenciais e vitamina B12. Não se esqueça de over-cozinhar carne vermelha para preservar a proteína.

Baixo teor de gordura produtos lácteos também são recomendados como queijo cottage, leite e iogurte grego. Além de proteína, estes são muito ricos em cálcio que não só ajuda você a construir forte e ossos saudáveis, eles também podem ajudar você a ficar em forma.

Cálcio sinaliza o organismo a absorver menos gordura, regula a pressão arterial e ajuda o organismo a prevenir o aparecimento da osteoporose.

ALIMENTOS A EVITAR E AUMENTAR A PERDA DE GORDURA

Efetivamente, você pode perder gordura corporal por eliminar ou restringir a ingestão de determinados tipos de alimentos que podem dificultar a perda de gordura. Evite alimentos feitos com grãos refinados (arroz branco, pão branco e macarrão regular) e assados. Estas são realmente deliciosas, mas eles não valem a pena. Essas rosquinhas embaladas, mini-muffins ou Copa-bolos de chocolate só irão aumentar sua ingestão de calorias e açúcar, e eles também não são fáceis de digerir.

Também Evite salgadas batatas fritas, frituras, gordura de carne como a carne de porco e bebidas doces, como refrigerantes, sucos de fruta enlatada, limonada e chá adoçado. Substituir essas bebidas com água pura, água gelada. Você pode adicionar limão ou ervas para a água para realçar seu sabor.

Tenha em mente que este é para orientação geral sobre a nutrição de perda de gordura. Para ter certeza, você deve consultar um nutricionista, que é crucial se você tiver condições de saúde existentes, tais como diabetes, artrite ou doença cardíaca.

CAPÍTULO 7

DORMIR O SUFICIENTE

COMO O SONO ESTÁ RELACIONADO A PERDA DE GORDURA DO CORPO

Com vários estudos feitos toda parte do mundo, mostra que as pessoas que não têm sono tendem ter maior percentual de gordura corporal. Vamos olhar os três hormônios que estão sendo afetados. Esses hormônios são:

1) O hormônio Ghrelin – este hormônio indicam fome; Diz-lhe quando seu corpo precisa para comer. Menos sono provoca um aumento nos níveis de grelina. Se você não conseguir dormir o suficiente, você tem mais desses hormônios de fome dizendo que você está com fome.

2) Hormônio leptina – este hormônio te dizer quando seu corpo está cheio e falta de sono provoca uma queda em leptina. Se você não tem suficiente leptina seu corpo não reconhece que você está cheio e você pode definir-se por comer demais.

3) Hormônio cortisol - falta de sono pode aumentar a produção do hormônio do estresse, cortisol. Cortisol é conhecido por aumentar a gordura da barriga. Se seu sono é privado; cortisol aumenta e você está em risco para níveis mais elevados de gordura da barriga... se você está treinando ou não.

Porque o sono pode afetar seu progresso de perda de gordura geral do corpo. Se você está treinando duro, trabalhar para fora com um grupo de treinamento de pessoal, comer bem e beber bastante água; Tente olhar para seus padrões de sono. Com as tensões cotidianas em nossa sociedade, sono torna-se frequentemente uma reflexão tardia. Certifique-se de ter pelo menos 8 horas de sono por noite e tomar algum inventário sobre como você se sente, tanto mentalmente e fisicamente.

Sono na verdade é realizado com uma série de atividades cerebrais. Neurônios do cérebro funcionam como interruptores pequenos, transformando o seu corpo e fora entre Estados de vigília e sono. Quando as pessoas estão acordadas, uma substância química conhecida como adenosina aumenta lentamente no cérebro.

Este produto químico faz com que você se cansar. O corpo precisa de períodos de sono por isso pode remover a adenosina e fornecer o cérebro com nova energia e eficiência necessária para passar as horas de vigília.

Como quem dorme, você passa por cinco fases de sono. Nas quatro primeiras fases, você começa com um sono leve (fase 1) e progredir para o sono profundo (fase 4). Seria difícil para te acordar quando você está no estágio 4 sono. A quinta etapa de um ciclo de sono é sono REM ou sono de movimento rápido dos olhos.

Este é o estágio quando você tem sonhos. Cada ciclo de sono leva entre uma e duas horas para ser concluído e você percorrer sono vários ciclos todas as noites.

TÉCNICAS E ESTRATÉGIAS PARA AJUDÁ-LO A DORMIR BEM

Se o sono está te iludindo, ou você está sofrendo de insônia, é importante tomar todas as medidas que você pode para melhorar o número de horas está dormindo e a qualidade do sono que você está conseguindo. As melhores maneiras de fazê-lo dormir bem à noite incluem fazer pequenos ajustes para sua rotina de hora de dormir e suas atividades durante todo o dia.

(1) Ambiente de quarto

Crie um sono esplêndido espaço em seu quarto. Remover qualquer televisores, sistemas de jogos, computadores ou outros aparelhos eletrônicos da sala e torná-lo um espaço que convida o resto. Mantenha o quarto fresco, idealmente entre 60 e 67 graus. Não deve haver qualquer ruído perturbador. Ruído branco ou ruídos de fundo como um ventilador ou um elemento de água podem ser útil.

Verifique sua iluminação. Você quer escuridão total quando você está tentando dormir, então pendurar umas cortinas em qualquer windows ou portas onde a luz pode vazar em. O resultado final deve ser um oásis de calma.

Você pode precisar fazer alguns ajustes para a sua cama. Certifique-se de seu colchão e travesseiros são confortáveis e limpos. Se você tem dormido na mesma cama por 10 anos ou mais, é hora de investir em um colchão novo e mais apoio. Há uma série no mercado, projetado para ajudar os consumidores a dormir melhor.

(2) Rituais para dormir

Você pode melhorar suas chances de conseguir sono uma boa noite de por estabelecer e manter uma rotina regular. Mesmo se você se considera impulsiva e espontânea, seu corpo aprecia uma rotina e responde a ele. Configure um horário de dormir. Tente ir para a cama e acordar ao mesmo tempo todas as noites, até mesmo nos finais de semana ou quando você não tem que trabalhar ou levantar cedo. Isto irá definir o seu relógio interno e ajuda a que você entrar em um padrão de dormir no horário normal.

Treine seu corpo para saber a sua hora de dormir. Tomar um banho quente ou chuveiro, ou fazer algo específico que separa suas atividades awaking para suas atividades na hora de dormir. Ler um livro por um tempo, ou ouvir uma música relaxante. Estabelecer esses rituais irá ajudá-lo a transição em sono.

(3) Meditação e Yoga

Parte de sua rotina de dormir pode incluir meditação ou ioga. Estes tipos de práticas podem relaxar sua mente e trazê-lo para sincronizar com o seu corpo. Uma pose de yoga simples que você pode praticar antes de cama chama-se o aumento de pé plano. Você simplesmente tem que deitar no chão, com as costas pressionada contra ele. Dobre um dos joelhos e estenda a outra perna. Levante lentamente a endireitou minha perna no ar até que esteja em um ângulo de 90 graus com seu corpo. Abaixe lentamente ele volta para o chão. Faça isso 10 vezes com cada perna e vai ter sua mente tranquila, suas costas e pescoço músculos começam a relaxar e você estará pronto para ir dormir.

Meditação não precisa ser complicada. Uma vez que é fixados confortavelmente em sua cama, praticar a respiração abdominal, você está ajudando a relaxar seu corpo e sua mente, preparando-o para dormir melhor. Coloque as mãos sobre a barriga e respire profundamente pelo nariz. Como você exalar, focar sua mente aquela respiração saindo da sua boca. Quando você se concentrar nisto, você tira a cabeça pensamentos que pode distraí-lo do resto e mantê-lo acordado. Pode ajudar a imaginar um lugar tranquilo, enquanto você está respirando. Visualize um lago calmo ou uma montanha obscuro e colocar-se lá em sua mente.

(4) Exercício

Uma das melhores maneiras de dormir melhor é garantir que é fisicamente exausto no fim do dia. Fazer algum exercício e seu corpo estará pronto para dormir quando está na hora. Exercício vigoroso, o que aumenta sua atividade cardiovascular é a melhor maneira de usar-se para fora, mas mesmo a luz exercício vai te fisicamente cansado antes da hora de dormir. Faça o possível para incorporar atividade física no seu dia. Se você tem limitações, fazer algo simples como uma caminhada de 30 minutos ou um mergulho suave. Tudo o que você pode fazer para dar-te um flash de atividade física, enquanto você está acordado irá ajudá-lo mais tarde na noite.

(5) Os alimentos para o sono

Preste atenção à sua dieta. O que você come pode ter um impacto na sua capacidade de dormir confortavelmente. É importante evitar alimentos pesados e grandes refeições antes de dormir. Existem alguns alimentos que possuem ingredientes que irão ajudá-lo a dormir. Tente estes:

•Almonds - eles são embalados com o triptofano e o magnésio, que são conhecidos agentes do sono. Eles são bons em suas funções musculares e nervosas de relaxamento e ajudando seu coração devagar.

•Honey. Se você vai relaxar com um chá para dormir, misture uma colher de chá de mel nele. Ele diz que seu cérebro para ser menos alerta, que irá ajudá-lo a desligar e entregar.

Escuras chocolate. Parece impossível, especialmente desde que o chocolate de leite é um estimulante. No entanto, o chocolate escuro contém serotonina, que acalma o seu corpo e sua mente.

•Bananas. O potássio esta fruta vai relaxar seus músculos e nervos. Os nutrientes da banana são também transformados em serotonina por seu corpo, ajudando você a ficar calmo e pronto para dormir.

•Turkey. Você provavelmente pensou que cochilo de ação de Graças foi um produto de muito torta, mas a Turquia tem triptofano, que é então transformado em serotonina e melatonina por seu corpo.

Esteve treinamento e comendo grande, mas ainda não perder peso tão rápido quanto você acha que você deveria? Talvez você precise olhar quanto (ou como pouco) você está dormindo.

Uma conexão principal é que quando você está privado de sono, você não está dando-se correcta recuperação de personal training e outras sessões de treino, e você não irá reparar os músculos bem o suficiente. Outra razão é que se você está cansado, suas sessões de treinamento pessoal não será tão eficazes, assim, diminuindo sua perda de gordura.

CAPÍTULO 8

TRUQUES DE PERDA DE GORDURA BARRIGA PARA MULHERES MAIS VELHAS

Mulheres mais de 50 anos e acima, tendem a ter mais gordura da barriga do que os homens. Há certas razões por trás desta ocorrência, um deles sendo hormônios. A pesquisa mostra que, quando uma mulher se aproxima a menopausa, a gordura de corpo são depositadas em torno de sua barriga. Isto é devido a alterações hormonais dentro de seu corpo durante a menopausa.

Também, a perda de gordura da barriga para mulheres mais velhas pode ser difícil por causa do seu metabolismo lento. Isso pode levar as mulheres um caminho de gordura de barriga destrutivo que é artificial. Em vez de procurar o melhor plano de perda de gordura da barriga para as mulheres 50 mais eles escolher a cirurgia plástica ou lipoaspiração. Essas opções podem ser temporárias ou afetar outras partes do seu corpo. Eis porque as mulheres de 50 e mais devem ir com a perda de gordura barriga natural.

Mulheres com mais de 50 anos devem mudar sua dieta e incorporados exercícios que ajudarão a impulsionar o seu metabolismo para queimar mais calorias. Eles podem usar liberações do cólon para ajudar seu corpo a se livrar do excesso de gordura em seu corpo. Sua dieta como uma mulher de idade precisa ser regulamentado para que você não vai mais comer. O extrato do Açaí também pode ajudá-lo a perder e manter a gordura com pouco exercício necessário.

A maioria das mulheres desistir após as duas primeiras semanas de exercícios recomendados e dieta restrita a seguir. Desistir toma um pedágio em seu corpo, bem como a sua mente. Você pode sentir muito desapontado e você vai pensar que você é um perdedor e não é bons em conseguir seus objetivos. Como ter a mentalidade certa, realizando recomendado exercícios, e seguir um plano de dieta, ficando bastante motivação também é crucial para ajudá-lo a permanecer na pista.

Não importa se você não pode pagar uma academia ou se você simplesmente não gosta de trabalhar com outras pessoas. Você pode soltar aqueles quilos indesejados que você tem. Mesmo se você está apenas olhando para firmar e tonificar, para que seu jeans serve apenas para a direita novamente, você pode fazê-lo. A chave é ter o treino de queima gordura barriga certa para você. Os exercícios queimado bem gordos para as mulheres que são rotinas que oferecem um arsenal de exercícios diferentes. Quando você usa uma rotina de exercícios de queima de gordura comprovada você não combate apenas gordura, mas o envelhecimento e flacidez também. Lá não é qualquer um que tem um corpo perfeito, isso não significa que você não pode ter um corpão e sentir anos mais jovem também. Aqui alguns passos que ajudarão você pegar aquele corpo que sempre desejou

Autorização

Em primeiro lugar, é recomendável que você consulte um médico antes de iniciar qualquer rotina de exercícios para uma liberação médica. Lembre-se também aquecer e arrefecer os músculos antes e após cada trabalho para fora da sessão.

Criar o treino certo

Crie um treino apropriado. Sentar-ups, abdominais e pernas elevadores ajuda a aumentar o número de calorias que você queima para efetivamente reduzir a gordura da barriga.

Um bom exercício de rotina não estaria completo sem a inclusão de caminhar ou correr. É simples, seguro e não requer qualquer equipamento suplementar. Parque ainda mais longe da entrada, suba as escadas em vez do elevador e encontrar um amigo ou um cão a andar com. Andar 30 minutos 3-5 dias por semana é uma boa regra empírica que impactarão efetivamente essa gordura na barriga. Dedicação ao programa proporcionará muitas recompensas. Dentro de algumas semanas, que haverá uma notável diferença na maneira você olhar e sentir. Não começ bastante exercício é prejudicial a sua saúde e uma das principais causas da obesidade. Não importa seu sexo ou idade, estas boa gordura queimando exercícios para mulheres aumentará sua resistência; melhorar sua elasticidade e textura da pele e levar anos fora de seu corpo.

Dietas com Açaí irão aumentar o metabolismo de uma mulher e um cólon limpa vontade ajuda seu corpo se livra de toxinas que farão ela reter uma boa barriga livre. Estas medidas contribuirão, também, fazendo com que ela fosse menos fome e obter seu metabolismo regulado. Cólon limpa também tem as vantagens de reduzir a pressão arterial e colesterol.

Para obter benefícios de barriga máxima perda de gordura, você precisa beber muita água e certifique-se de que você está recebendo a quantidade adequada de sono. Perder gordura da barriga naturalmente, como uma mulher precisa ingerir pelo menos três a quatro litros de água por dia, se não mais. Você também deve ter um mínimo de oito horas de bom sono todas as noites. Outra opções de grande par uma mulher mais velha pode beneficiar é meditação e ioga.

Quando se trata de perder gordura da barriga para as mulheres de idade 50 além disso, você precisa estar totalmente comprometida, desde que não é um caminho fácil, mas com o roteiro certo pode ser uma viagem fácil.

CAPÍTULO 9

MANTENDO SUA BARRIGA LISA

Existem também algumas mudanças de estilo de vida que você deve fazer para perda de gordura barriga ideal

Durma o suficiente

O sono é um componente importante de perda de gordura. Segundo a pesquisa, melhor dormir hábitos pode levar a perda de gordura bem sucedida. Privar-se de sono interfere com grelina e leptina, que são hormônios que ajudam a regular o apetite.

Com isso, o corpo tem a tendência de entrar em dieta pobre. Recomenda-se obter cerca de sete a oito horas de sono contínuo para maior energia e mínimos desejos por comida.

Comer pequenas refeições

Nutricionistas sugerem que as mulheres que trabalham em seu plano de perda de gordura devem comer cinco a seis pequenas refeições ao invés de dois ou três grandes refeições. A maioria das mulheres é difícil comer uma porção menor de refeições quando eles estão tentando perder gordura, mas este é um conceito importante. Porções menores irão impulsionar um novo ciclo de rotação como resultado o efeito térmico dos alimentos que podem resultar a melhor metabolismo.

Mastigar a comida pelo menos oito vezes antes de engolir

O cérebro humano leva até 20 minutos para saber que o estômago está cheio. Portanto, você deve tomar bastante tempo para mastigar e provar sua comida. Com isso, o cérebro pode monitorar o que você está comendo. Espere até que engoliu a comida completamente antes de tomar outra mordida. Pare o hábito de assistir TV enquanto come, porque o cérebro será distraído e levará mais tempo para perceber que você já está cheio.

Aprenda a desintoxicar

Lanchonetes e lanches insalubres geralmente tem toxinas que somam a coletivo de gordura no corpo. Escolha alimentos orgânicos, porque estas são desprovidas de tais toxinas.

Você também deve aprender a desintoxicar de vez em quando para certificar-se de que seu estômago e intestinos, terá uma boa limpeza

EXERCÍCIOS PARA FAZER

Quem consegue as suas refeições em ordem, é hora de exercitar o endereço. Integrando exercício com planos de refeição adequada, você está ajudando seu corpo a perder peso mais rápido. Que costumava carregar o peso vai se tornar rapidamente notícia velha.

O exercício é importante. Fazendo exercício irá mantê-lo mais saudável e mais apto. Muitos homens consideram prensagem de banco e levantar pesos como sua forma de exercício. Existem algumas maneiras que você pode ir sobre a perda do sag da secção mestra.

SER FLEXÍVEL EM SEUS EXERCÍCIOS

Ser flexível e comprometida, é um dos maiores componentes de ser capaz de perder gordura da barriga.

Aqui estão as sessões de treino flexível, ideal para ajuda-lo se livrar da gordura da barriga completamente e mantê-lo

1) A natação é uma ótima maneira de manter e queimar gordura, além disso, é divertido. Livre de nadar durante uma hora e queimar centenas de calorias.

2) Também, envolvendo-se em esportes atividades ajudam a queimar muita a gordura indesejada. Você pode se divertir e exercitar ao mesmo tempo.

3) Curta fornece o poder para perder gordura da barriga e manter a sua barriga de engordar em excesso. Lembre-se de balançar os braços e manter seus músculos apertados e dobrado ao longo de todo o exercício. Isso vai ajudar a queimar a gordura.

4) Dumbbell lateral curvas também são ótimos trabalhar na área da barriga. Pegue um haltere em cada mão e trabalhar suavemente de um lado para outro. Aproxime-se e descer de movimentos.

Você deve sentir seus lados queima e trabalhando. Isto é você queimar a gordura.

5) Experimente uma aula de ginástica para musculação e cardio. Combinando estes dois você pode ter o programa de exercício ideal e mais divertidas e queima de gorduras.

6) Tente fazer seus exercícios em breve se desfaz em vez de tudo de uma só vez. Você então pode descansar seu corpo e seguir em frente.

7) Planking é uma ótima maneira de trabalhar mais do que o ABS se aguenta em uma posição de flexão com os cotovelos no chão. Isto pode reforçar não só o abs, mas também suas pernas e braços.

8) Trabalham mais do que um grupo muscular. Se você só está se concentrando no seu abdômen, você não vai obter os melhores resultados. Trabalhando mais do que apenas o abs, você pode ter uma aparência mais magra, mais enfraquecida global em um curto período de tempo.

Muitas pessoas antes de você ter perdido os quilos extras. O programa de dieta e exercício pode parecer difícil, mas se você está realmente comprometido e quer perder essa gordura extra na barriga.

Outros truques que motivam o seu programa de perda de gordura da barriga

Este livro vai sombra clara para você sobre como você pode ser capaz de motivar-se e manter sua gordura da barriga para ser em excesso ou mantê-la baixa.

(1) Monitorar o seu progresso

Perder gordura da barriga não é tão fácil quanto você pensa. Isso pode afetar sua determinação emocional. Monitorar seu progresso vai ajudar você a manter o controle de seu plano. Você pode criar um arquivo de planilha simples para gravar seu progresso diário, ou para mais acessibilidade, você pode anotá-las em um pequeno caderno. Uma vez que você sentir que você está se tornando fora de pista, apenas rever a gravação. Mesmo quando você não perdeu apenas meio quilo nos últimos três dias, você pode ter perdido em torno de 10 quilos desde que começou o plano de perda de gordura da barriga.

(2) Se olhar no espelho

Baseado em uma pesquisa publicada na revista internacional de transtornos alimentares, vendo sua imagem no espelho pode melhorar seu outlook e irá ajudá-lo a permanecer motivado. Também é ideal para falar com seu reflexo com palavras positivas.

(3) Encontrar amigos no ginásio

Participar de uma aula de exercícios de grupo e amizade com seus colegas de ginásio. Ter amigos na Academia poderia inspirá-lo a participar, mesmo que se sinta como se você não está a fim. O fator de culpa também pode trabalhar aqui. Se todos sabem seu nome, irão te perguntar por que você não compareceu a aula de ginástica. Com isso, você também pode cercar-se com as pessoas que podem ajudá-lo e servir como sua rede de apoio.

(4) Pagar o ginásio adesão por um ano

É aconselhável pagar sua associação na Academia por um ano. Por que? Quem deixaria de perder aulas de ginástica que você já pagou? Seu barato-patim interior lhe dirá que você não deve cancelar a adesão, porque vai ser um desperdício de dinheiro.

CONCLUSÃO

Espero que este livro inspirou você sobre como cortar aqueles excesso de gordura em seu corpo. Depois de verificar suas condições de saúde primeiro com o médico, você pode confortavelmente usar as estratégias descritas neste livro e você definitivamente terá bom resultado no final. Mais uma vez, obrigado por tomar seu tempo para passar por este livro cheio de conhecimento.

www.ingramcontent.com/pod-product-compliance
Lightning Source LLC
Chambersburg PA
CBHW071305280526
45788CB00004B/1839